=如果你有= 动物的头发

[美]桑德拉·马克尔 著

[英]霍华德·麦克威廉 绘

何沁雨 译

U0258233

中信出版集团

献给派珀·罗斯·杰弗瑞

图书在版编目（CIP）数据

如果你有动物的头发 /（美）桑德拉·马克尔著；
（英）霍华德·麦克威廉绘；何沁雨译. -- 北京：中信
出版社，2018.10（2025.5 重印）
（如果你有动物的鼻子）
书名原文：What If You Had Animal Hair！？
ISBN 978-7-5086-9380-4

Ⅰ.①如… Ⅱ.①桑…②霍…③何… Ⅲ.①毛发－
儿童读物 Ⅳ.①R322.99-49

中国版本图书馆CIP数据核字（2018）第 201403 号

如果你有动物的头发
（如果你有动物的鼻子）

著　者：[美]桑德拉·马克尔
绘　者：[英]霍华德·麦克威廉
译　者：何沁雨
出版发行：中信出版集团股份有限公司
　　　　　（北京市朝阳区东三环北路27号嘉铭中心　邮编　100020）
承　印：北京尚唐印刷包装有限公司

开　本：880mm×1230mm　1/16　　印　张：10　　字　数：100千字
版　次：2018年10月第1版　　　　印　次：2025年5月第27次印刷
京权图字：01-2015-8280
书　号：ISBN 978-7-5086-9380-4
定　价：75.00元（全5册）

出　品：中信儿童书店
图书策划：中信出版·红披风
策划编辑：刘　童　责任编辑：刘　童　刘　莲　营销编辑：李晓彤　谢　沐　张雪文
装帧设计：李海超　李晓红

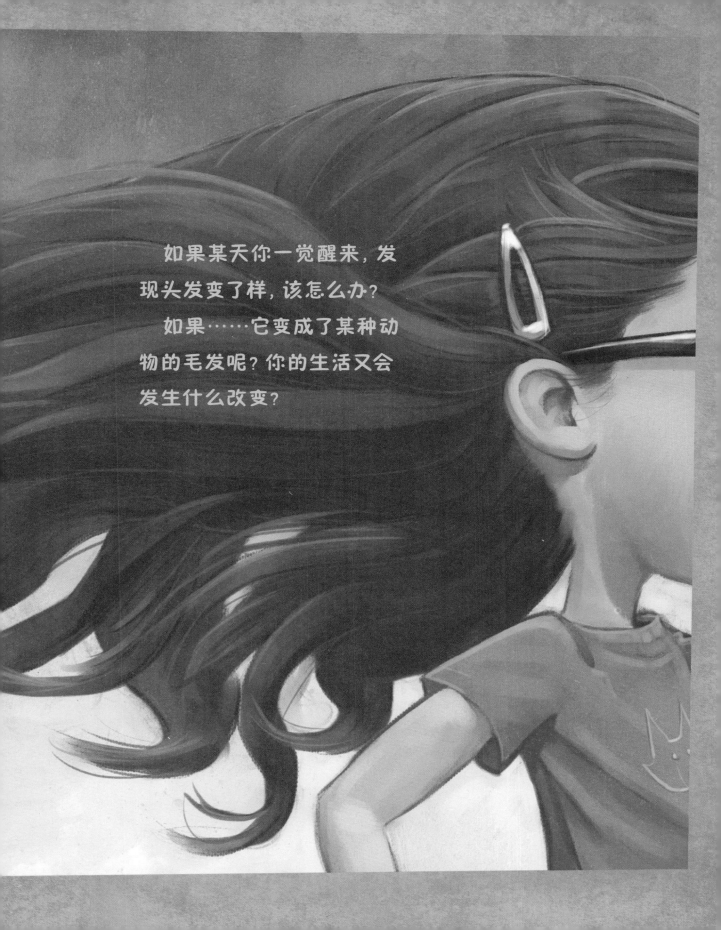

如果某天你一觉醒来，发现头发变了样，该怎么办？

如果……它变成了某种动物的毛发呢？你的生活又会发生什么改变？

北极熊

北极熊有两层毛，所以一点儿也不怕冷：里面一层的毛贴近皮肤，毛茸茸的；外面一层的毛很长，足足有15厘米，而且油润发亮。北极熊的皮毛看起来像北极的冰雪一样白，那是因为外层的长毛是空心且透明的，它们像雪一样，可以反射光线，所以看起来是白色的！

小秘密

每年的 5~6 月，北极熊都会换一次毛。不到一个月，它们就又长出新的毛！

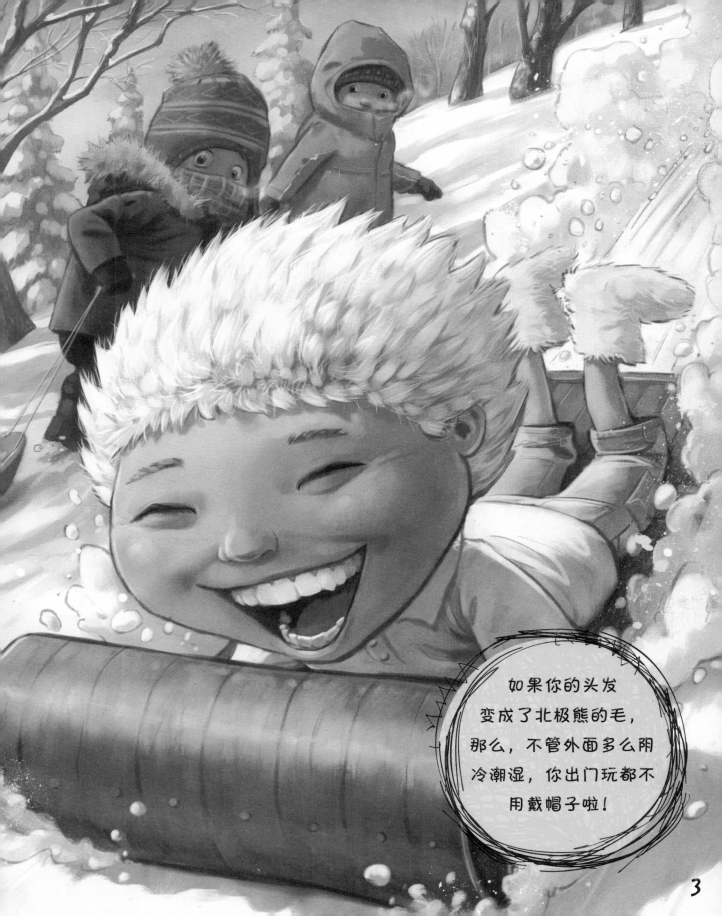

如果你的头发变成了北极熊的毛，那么，不管外面多么阴冷潮湿，你出门玩都不用戴帽子啦！

3

驯　鹿

驯鹿也长有两层毛，它的毛很浓密。这些毛又长又硬，而且是空心的。驯鹿的毛可以留住空气，所以驯鹿不仅不怕冷，还能在水里浮起来，虽然驯鹿的体重不轻。

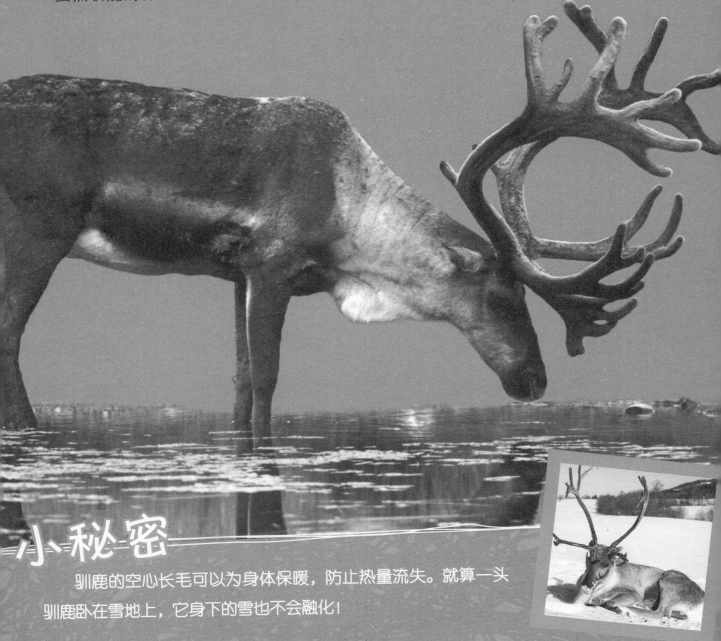

小秘密

驯鹿的空心长毛可以为身体保暖，防止热量流失。就算一头驯鹿卧在雪地上，它身下的雪也不会融化！

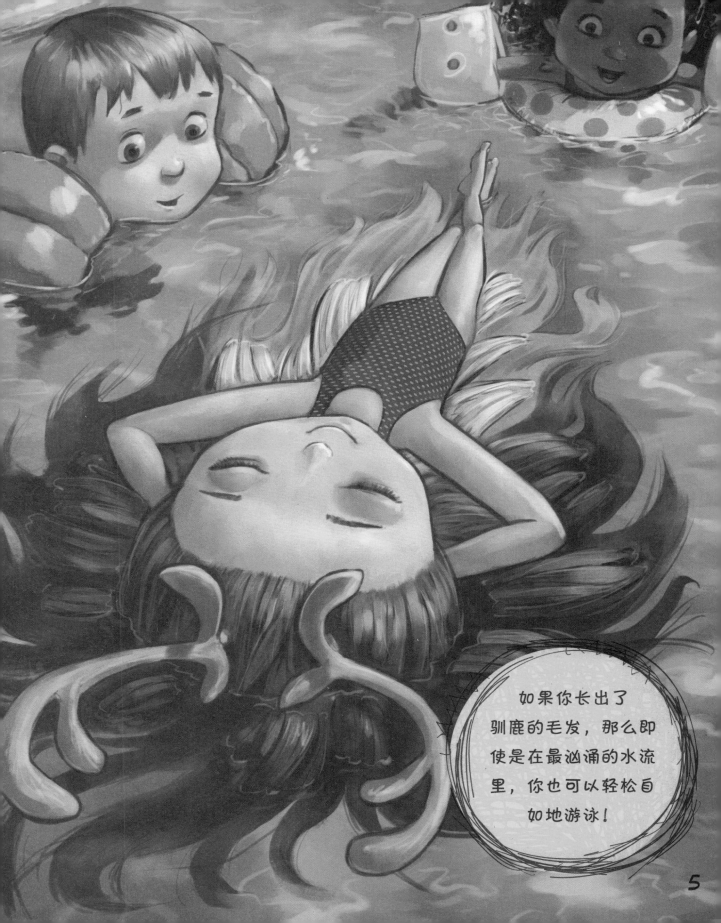

如果你长出了驯鹿的毛发，那么即使是在最汹涌的水流里，你也可以轻松自如地游泳！

麝牛

在所有野生动物中，麝牛的毛发是最长的，有时能达到60厘米，粗硬的长毛甚至可以一直垂到蹄子上。麝牛的毛也是双层的，而且非常结实，像盔甲一样！

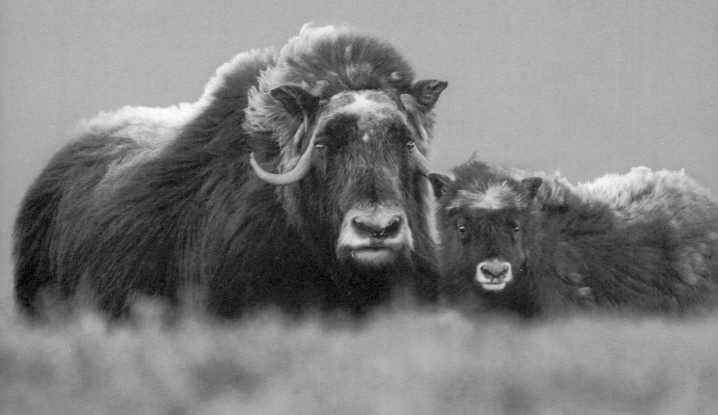

小秘密

每年春天，麝牛都会换下贴身的绒毛——约重3千克！

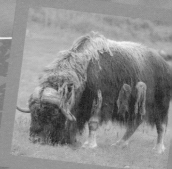

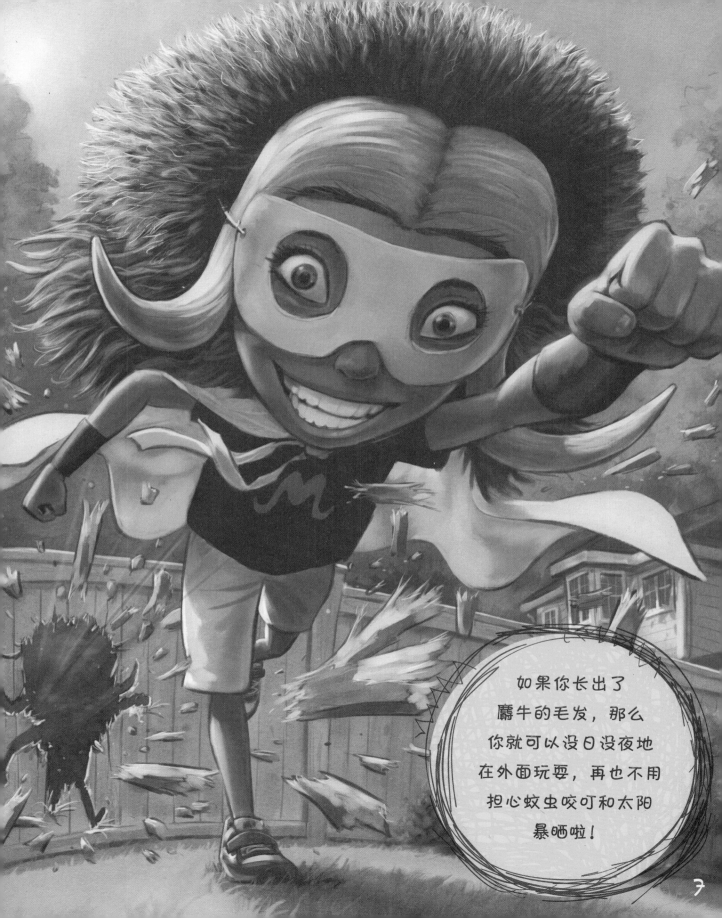

如果你长出了麝牛的毛发，那么你就可以没日没夜地在外面玩耍，再也不用担心蚊虫咬叮和太阳暴晒啦！

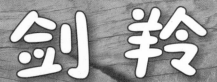

剑羊

生活在非洲沙漠的剑羊长着弯刀一样的长角。它的毛非常适合这里的天气：浅色的毛可以反射阳光，不让自己热坏；剑羊的毛还长得很短，这样，它的皮肤就可以享受每一丝凉风啦。

小秘密

剑羊宝宝刚生下来时，身上的毛是黄色的，有些硬。当它们长大后，毛就不再是纯色的，而是会出现独特的斑纹。

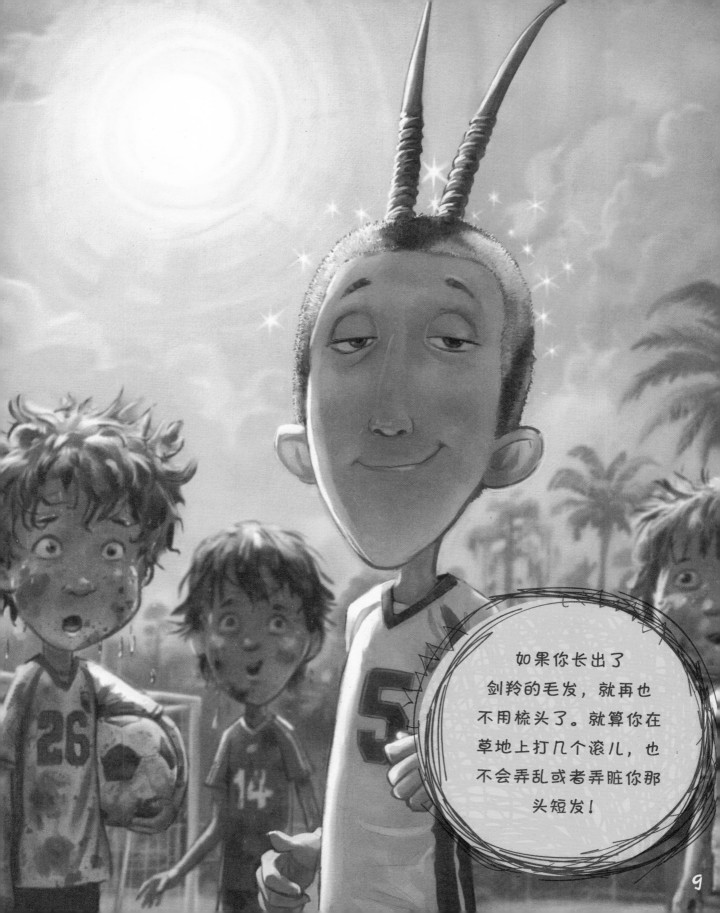

如果你长出了剑羚的毛发，就再也不用梳头了。就算你在草地上打几个滚儿，也不会弄乱或者弄脏你那头短发！

9

狮子

雄狮都长有鬃毛。鬃毛就是一圈又长又厚的"毛领"，从后脑勺、脖子一直盖到肩头。鬃毛的疏密很重要。科学家发现，雌狮更喜欢鬃毛浓密的雄狮。这或许是因为，鬃毛越浓密，雄狮就越健壮。

小秘密

雄狮的鬃毛要定期清洁打理。不过幸运的是，一群狮子常常会互相帮忙打理鬃毛。这些大型猫科动物天生就拥有一把梳子——那就是它们的利齿！

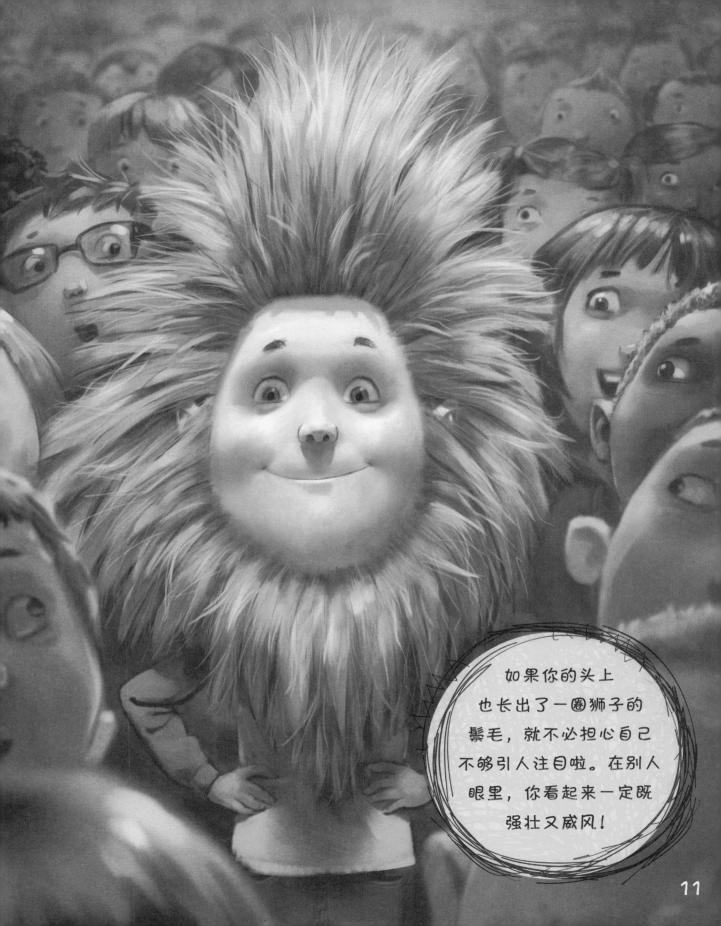

如果你的头上也长出了一圈狮子的鬃毛，就不必担心自己不够引人注目啦。在别人眼里，你看起来一定既强壮又威风！

斑马

斑马身上的毛呈现出黑白相间的条纹状，这些条纹可以帮助斑马伪装自己，躲开危险。不管是静立不动，还是自由奔跑，斑马都喜欢集体行动。这样一来，无数的条纹就会让狮子、鬣狗这些天敌眼花缭乱，没法下手！

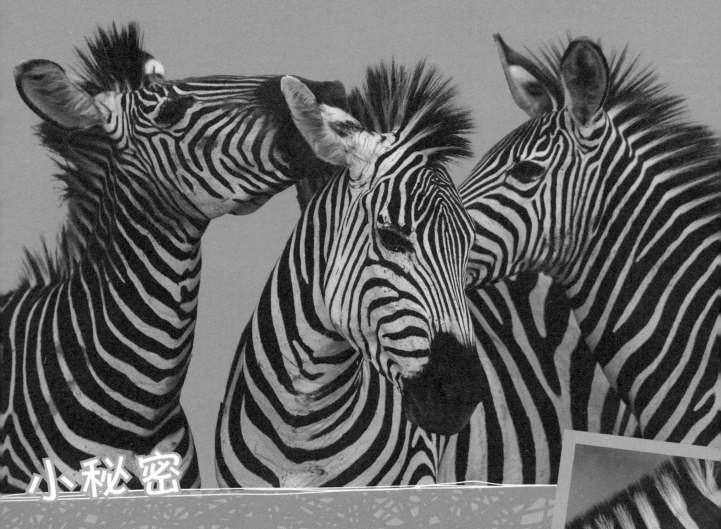

小秘密

从斑马的毛可以看出它有没有生病。如果一匹斑马很健康，它的短鬃毛是挺直的；如果它生病了，鬃毛就会倒向一边。

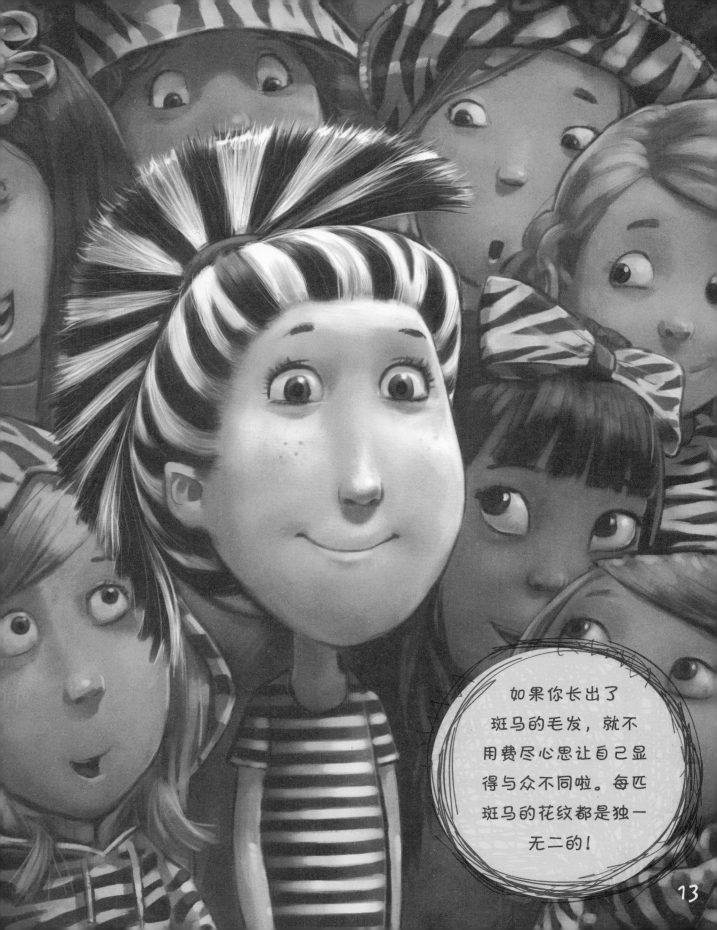

如果你长出了斑马的毛发，就不用费尽心思让自己显得与众不同啦。每匹斑马的花纹都是独一无二的！

13

三 趾 树 懒

三趾树懒的毛看上去是绿色的，这是因为毛上面长满了一种小型的藻类植物。树懒住在潮湿的热带雨林里，所以藻类很喜欢在它们身上安家。不过，有一身绿毛也不是坏事。当树懒待在树顶上时，这身"绿毛衣"能让它们和周围融为一体，完美地躲过美洲豹、角雕这些天敌的视线！

小秘密

三趾树懒大部分时候都倒挂在树上。为了配合这个习性，它们的毛发也长得与众不同。当三趾树懒玩起"倒挂金钟"时，它的毛会翻过来盖住身体。这样即使下起雨来，它的身体也不会被淋湿！

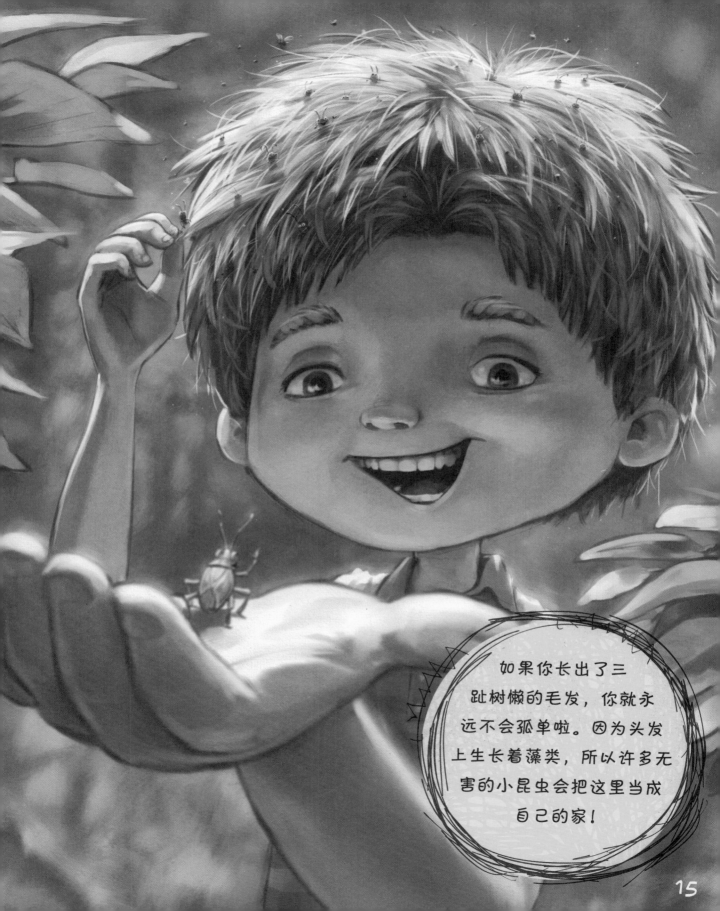

如果你长出了三趾树懒的毛发，你就永远不会孤单啦。因为头发上生长着藻类，所以许多无害的小昆虫会把这里当成自己的家！

北极狐

在冬天，北极狐的毛是雪白的。它的每根毛都很粗，又厚又暖和。等到白天变长，温度升高，北极狐就会脱掉白毛，换上一身新的棕毛。棕毛很细，又薄又凉快。北极狐换毛，不但可以保证舒适，还可以让它们神不知鬼不觉地接近猎物，比如旅鼠和野鼠。

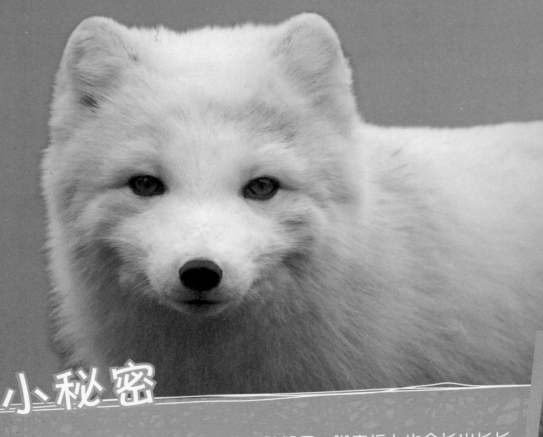

小秘密

冬天要来临时，北极狐的脚趾缝里、脚底板上也会长出长长的毛来。这样，它们在冰面上跑步时就不会滑倒了。

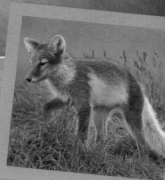

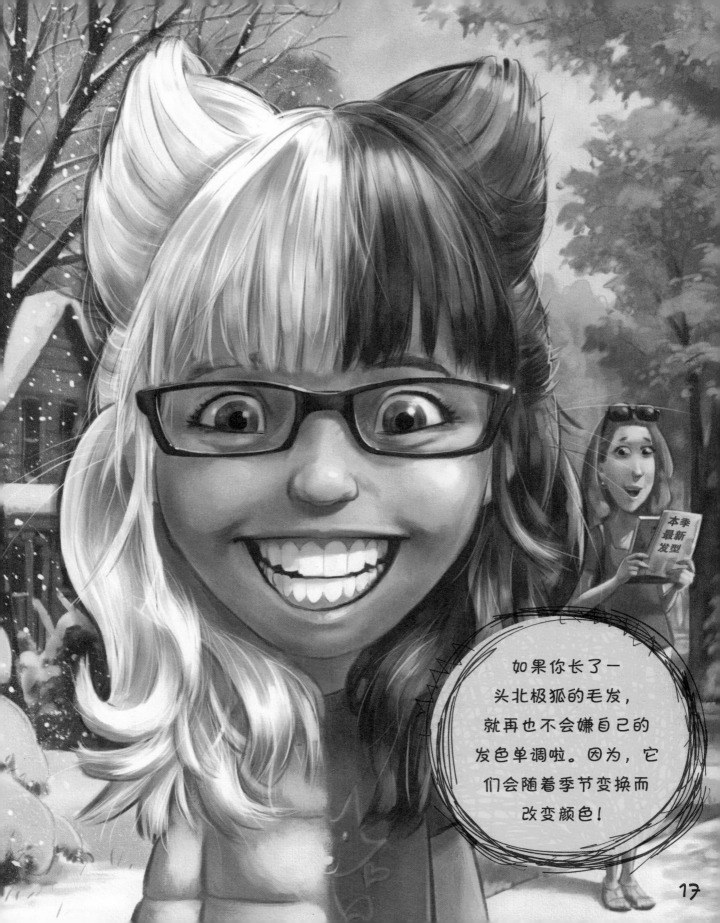

如果你长了一头北极狐的毛发，就再也不会嫌自己的发色单调啦。因为，它们会随着季节变换而改变颜色！

本季最新发型

大穿山甲

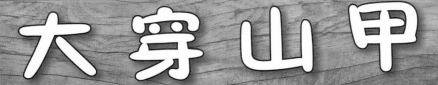

大穿山甲的身体上覆盖着一层鳞片，这就是它们的"毛"。跟毛发一样，鳞片由坚固的角蛋白组成。而且和毛发一样，鳞片也是从皮肤上长出来的。它们刚长出来时很小，逐渐越长越大，最后还会脱落，不过与此同时，新的鳞片也会长出来。

小秘密

大穿山甲的鳞片末端尖尖的，像刀一样。如果它遇到袭击，只需紧紧缩成一团，就不会受到伤害。

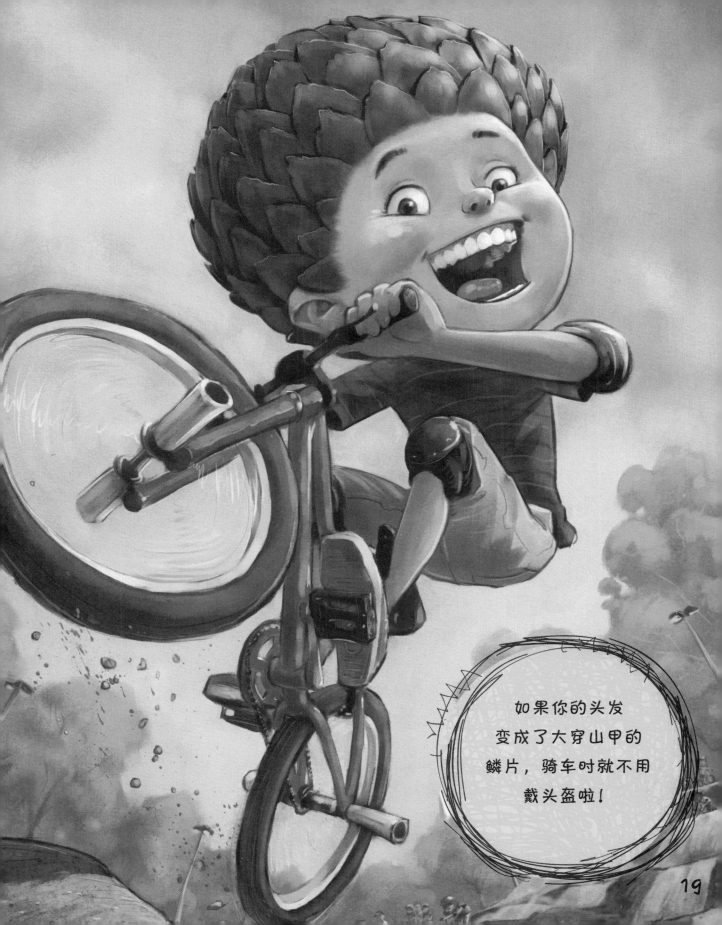

如果你的头发变成了大穿山甲的鳞片，骑车时就不用戴头盔啦！

豪猪

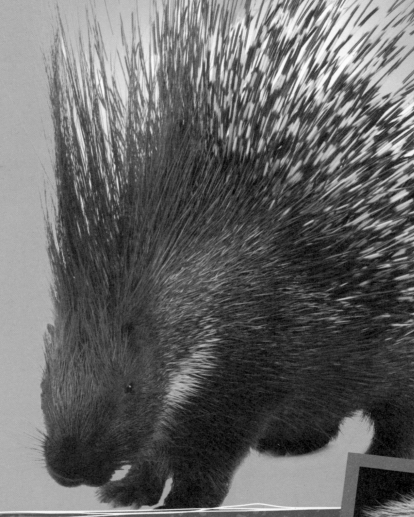

豪猪除了长有和其他动物一样的毛外，还有一层特别的毛，叫作刚毛。刚毛非常硬，像针一样，末梢上带有倒钩。如果遇到攻击，豪猪就会用刚毛刺入敌人的皮肤。因为带有倒钩，刚毛还会留在敌人的身体里。

小秘密

豪猪的皮肤会分泌出油脂，裹在每一根刚毛上。油脂里含有可以杀死微生物的化学物质。所以，即使豪猪不小心戳到自己，也不用担心伤口感染。

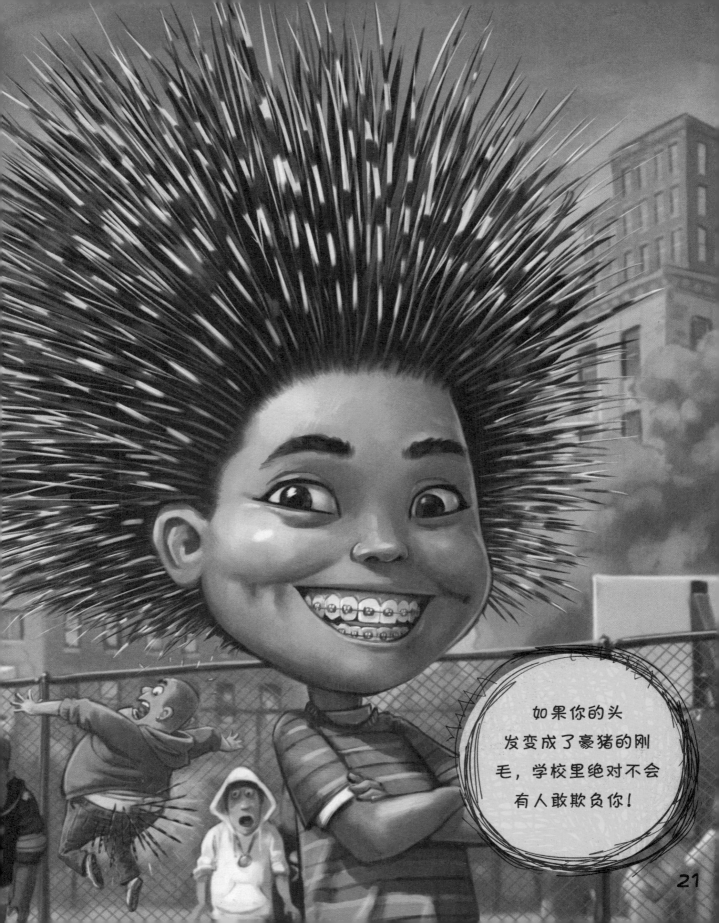

如果你的头发变成了豪猪的刚毛，学校里绝对不会有人敢欺负你！

星鼻鼹

星鼻鼹的毛发非常特别，它们可以固定在任意方向：向前、向后、向两边，都没问题，保证不会往上翘。这样一来，当星鼻鼹在它的地下通道里活动时，不管是向前走还是向后退，都会畅行无阻！

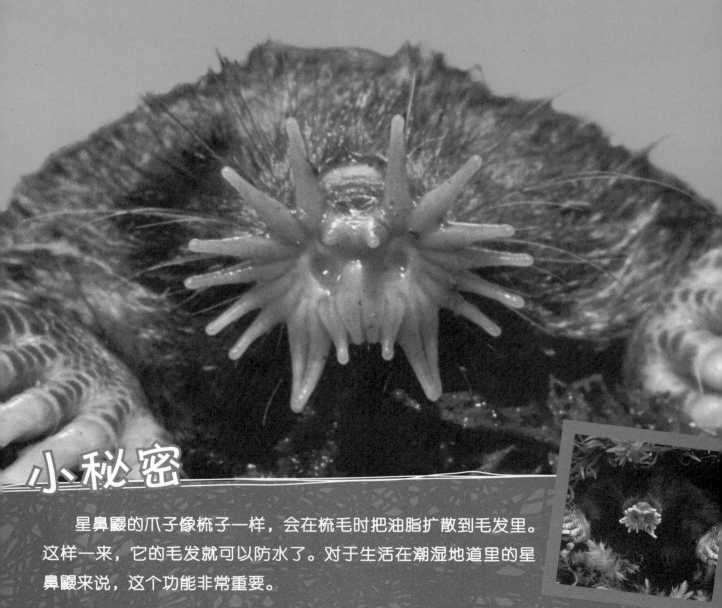

小秘密

星鼻鼹的爪子像梳子一样，会在梳毛时把油脂扩散到毛发里。这样一来，它的毛发就可以防水了。对于生活在潮湿地道里的星鼻鼹来说，这个功能非常重要。

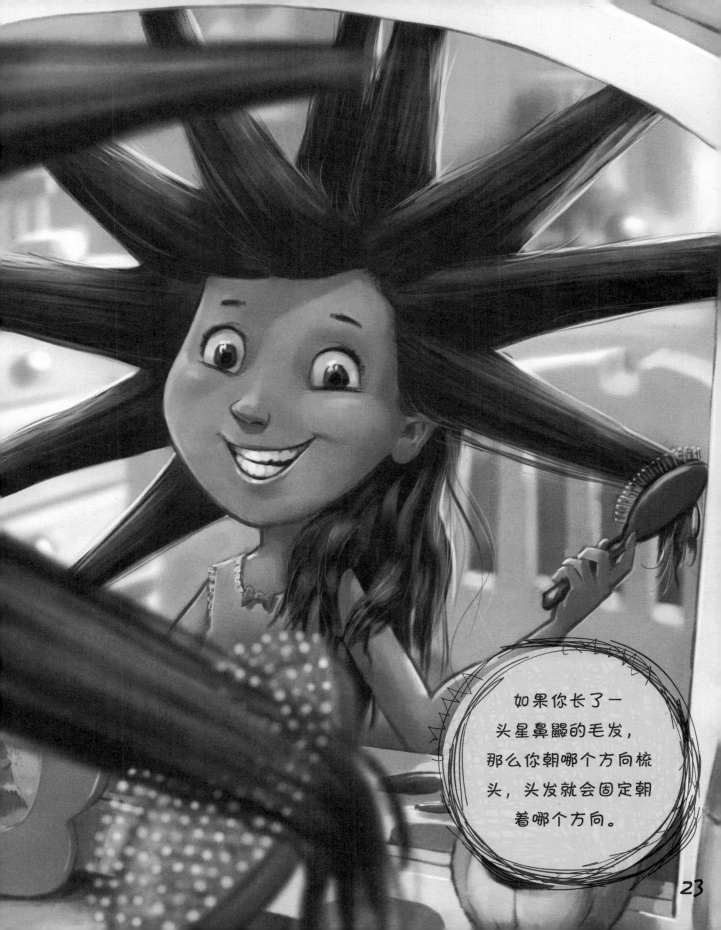

如果你长了一头星鼻鼹的毛发，那么你朝哪个方向梳头，头发就会固定朝着哪个方向。

23

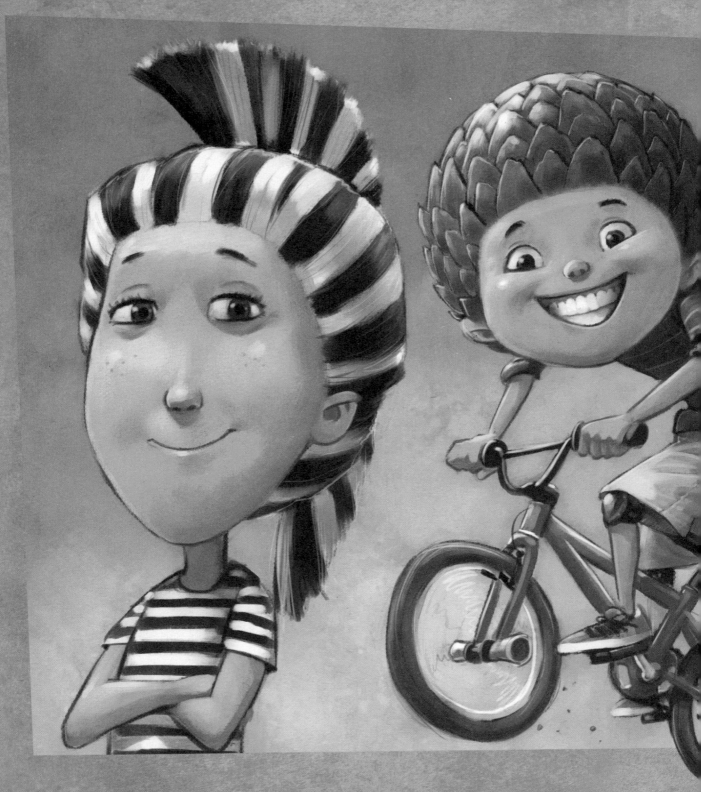

　　拥有一头动物的毛发，也许起初看起来很酷。不过，你既不需要靠头发来漂浮在水上、躲避天敌，也不需要它们随着季节更替而变换颜色，更不需要它们硬得像头盔，或者能固定在任意方向。

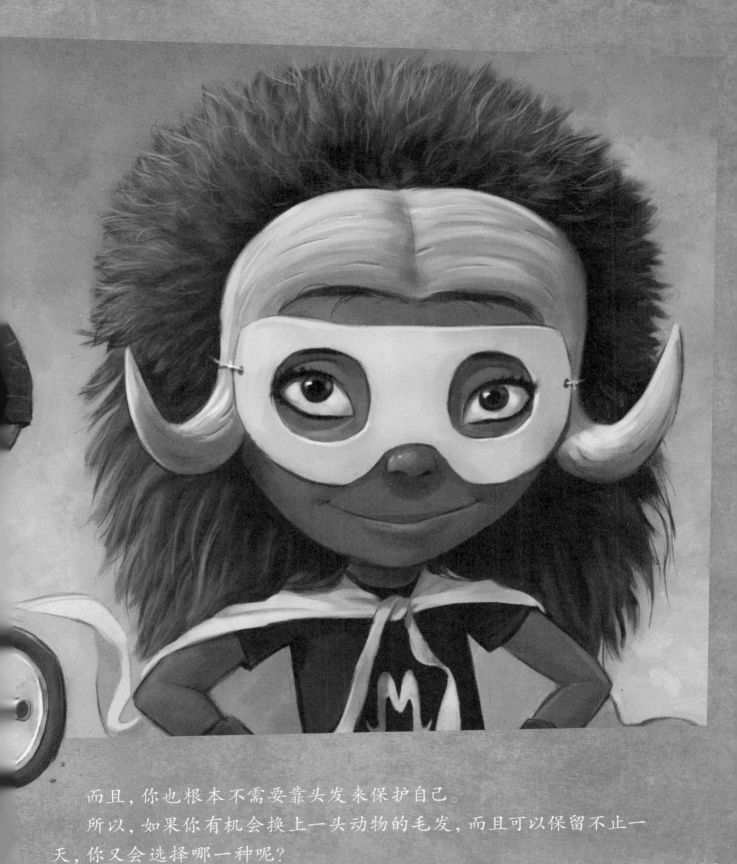

而且，你也根本不需要靠头发来保护自己。
所以，如果你有机会换上一头动物的毛发，而且可以保留不止一
天，你又会选择哪一种呢？

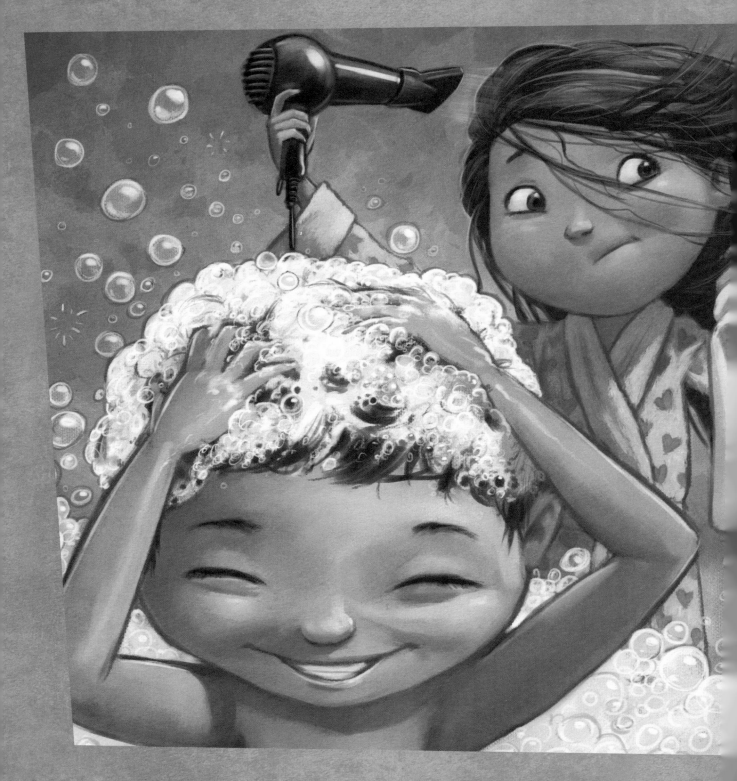

　　幸运的是，你并不需要做出选择。

　　也许有时候，你的头发会乱得像野兽一样，不过它们永远是货真价实的人类的头发。

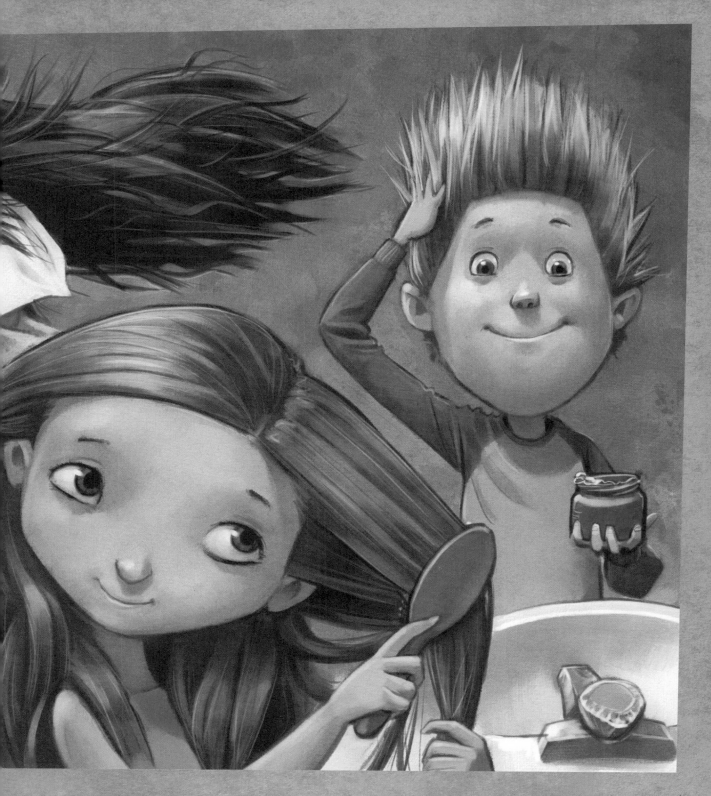

头发会保护你的脑袋，防止受热、着凉，或者撞出大包；如果你经常清洗、梳理头发，它还会让你变得更好看。

头发是如何生长的？

头发是从发根开始生长的。发根是一簇含有活性构造材料的细胞，它们长在皮肤上的囊状小孔里，这个小孔叫作毛囊。这些细胞可以源源不断地制造出新的头发。当新的细胞层长出，老细胞就会死去，并被排出皮肤外，形成头皮屑。只要发根活着，头发就会不断生长，一年大约可以长12厘米（最长可达90厘米）。

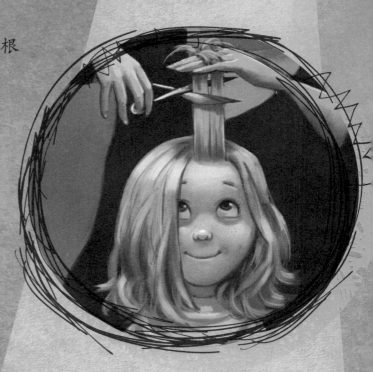

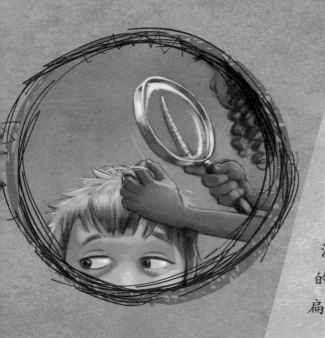

轻轻拔下一根头发，仔细观察一下。不用为少了一根头发而担忧，每天，你都会自然掉落约一百根头发；每掉落一根头发，你就会长出一根新的来。拿着放大镜仔细观察头发的发干。发干的形状决定着头发会长成直发、鬈发还是波浪发。直发的发干是圆形的，波浪发的发干是椭圆形的，而鬈发的发干是扁平的。

怎样照顾好自己的头发？

要想让头发健康生长，最好的办法就是坚持健康饮食。健康的头发需要从肉、鱼、牛奶、奶酪、豆类、坚果、鸡蛋里吸收蛋白质，需要从酸奶、谷物里吸收维生素B，从贝类、绿叶蔬菜里吸收铁、铜和碘。

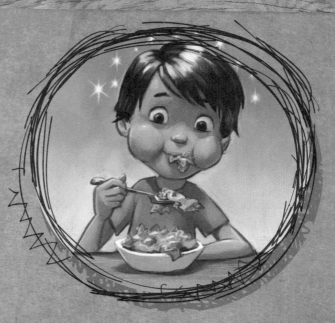

定期洗头很重要。野生动物会花很多精力照顾它们的毛发。许多动物（比如猫）都会舔自己的毛，清洁它、梳理它。有些群居动物，比如猴子，也会互相帮忙打理毛发。

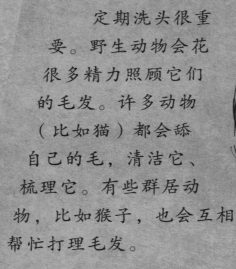

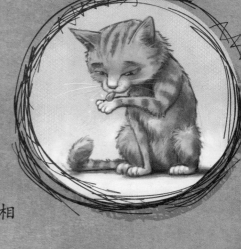

记住一件很重要的事：头发是身体的一部分。只要你仔细打理，你的头发就会健康生长。

29

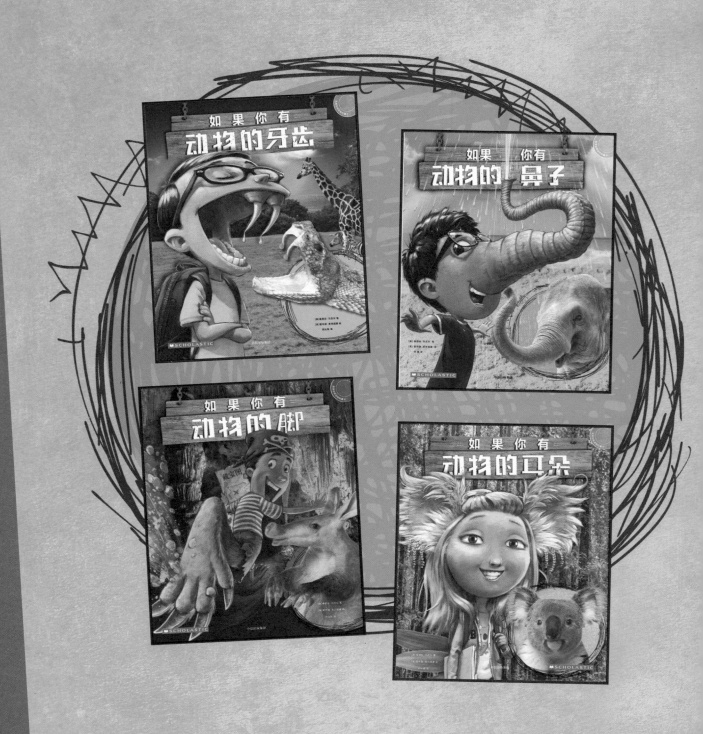